www.ingramcontent.com/pod-product-compliance
Lightning Source LLC
Chambersburg PA
CBHW070321240526
45468CB00025B/1415
* 9 7 8 1 7 9 4 0 4 7 4 6 4 *